# ÉTUDE

SUR

## L'ACTION PHYSIOLOGIQUE ET THÉRAPEUTIQUE

# DES BAINS DE MER FROIDS

PAR

## A. DUPOUY

Docteur en médecine

———•o›e‹o•———

PARIS

**ADRIEN DELAHAYE, ÉDITEUR**

PLACE DE L'ÉCOLE-DE-MÉDECINE

—

1868

# ÉTUDE

## SUR L'ACTION PHYSIOLOGIQUE ET THÉRAPEUTIQUE

## DES BAINS DE MER FROIDS.

Les bains de mer froids constituent un genre de traitement des maladies chroniques, mettant en usage des éléments multiples et des procédés variés qui en rendent l'action et les indications souvent très-différentes. Il faudrait remonter toute l'histoire de l'humanité, pour trouver l'origine des bains en général et celle des bains de mer en particulier. Car l'usage des bains de rivière ou des bains de mer est aussi ancien que l'homme. En effet, que l'on prenne l'homme à l'état de nature, vivant au milieu des peuplades sauvages, qu'on le considère dans l'enfance grossière des sociétés, ou qu'on l'examine jouissant des bienfaits de la civilisation au sein de nos villes, on le voit toujours, par une sorte d'instinct, se baigner dans les fleuves qui arrosent les contrées qu'il habite. Le bain n'est donc point une simple coutume de tous les temps, que l'on rencontre chez tous les peuples, mais bien une nécessité inhérente à la nature de l'homme.

Il serait curieux de faire l'histoire des bains en suivant le développement de la civilisation chez les divers peuples. Sans avoir pour but ici d'entrer dans de longs détails à ce sujet, puisque mon intention n'est pas de faire l'histoire des bains, qui serait d'ailleurs fort courte, avec les documents que je possède, je dirai un mot des conditions qui ont pu en vulgariser la pratique. Si l'histoire de tous les temps et de tous les lieux nous montre le bain en usage, elle est loin de nous indiquer aussi clairement quelle fut sa forme primitive et quelles furent les conditions dans lesquelles il fut d'abord employé. Cependant l'observation des peuples non civilisés et la simple induction peuvent permettre, je crois, de conclure que le bain de mer ou de rivière fut et dut être le seul dont on se servit dans les premiers âges. Mais les commodités de la vie, le luxe, plus puissante que tout cela la volupté, compagne inséparable de toute civilisation, ne tardèrent pas à inventer mille raffinements qui se modifièrent à l'infini, selon le climat, le tempérament, les mœurs et les habitudes des populations.

Deux nations, seules, je crois, bannirent sévèrement, au temps de leur gloire et de leur célébrité, toutes les innovations qu'apportèrent plus tard avec eux le luxe et la volupté au moment de leur décadence.

Soumis aux lois de Lycurgue, le Spartiate ne se baigna jamais que dans les eaux de l'Eurotas, où par l'exercice de la natation, il gagnait cet appétit qui devait assaisonner son frugal repas.

Tant que Rome eut des peuples à vaincre, ses citoyens, sentant le besoin de cette sévérité de mœurs qui engendre la force et l'énergie, n'eurent d'autre bain que le Tibre. C'est dans les eaux de ce fleuve que les légions victorieuses venaient se délasser de leurs lointains combats; mais lorsque les nations furent soumises, ils ne surent point se prémunir contre la corruption des mœurs orientales qui les subjuguèrent à leur tour. C'est alors que l'on vit surgir, dans la capitale du monde, ces brillants établissements où le peuple, attiré par l'appât de la nouveauté, autant que par la splendeur et la commodité des lieux, se rendit en foule dès l'origine.

Si maintenant nous jetons un coup d'œil sur les races les plus anciennes du monde, ou qui passent pour telles, nous voyons que les législateurs juifs et chinois, non-seulement prescrivirent le bain de rivière ou les ablutions, mais qu'ils regardèrent cette pratique comme tellement indispensable, que, pour en assurer l'exécution et la vulgarisation, ils eurent tous recours au prestige de la religion, si puissant sur l'esprit et l'imagination de ces peuples. Moïse et Confucius ordonnent également de fréquentes ablutions d'eau froide, et Mahomet n'est pas moins exigeant à cet égard. La religion catholique elle-même qui, comme toutes les autres, a pris naissance en Orient, n'ordonne-t-elle pas le bain et les ablutions par l'exemple que donna son grand législateur dans le Jourdain et qui se perpétue de nos jours en exigeant qu'il soit fait des ablutions sur la tête des nouveau-nés. Héritiers des siècles qui nous ont précédés, nous prenons aujourd'hui les bains sous toutes les formes. On a créé de vastes établissements dans les villes, de somptueuses stations maritimes sur les côtes autrefois désertes. C'est là, comme nous le verrons dans la suite de ce travail, que nous trouvons une ressource thérapeutique féconde en résultats heureux. Car les nombreux avantages que la thérapeutique médicale a retirés de la pratique des bains de mer, sont trop évidents aujourd'hui pour que l'on puisse douter de l'efficacité de cette médication. Les médecins qui habitent les côtes constatent chaque année, que bon nombre de malades, après avoir épuisé les remèdes que l'on oppose habituellement aux affections dont ils sont atteints, trouvent une guérison radicale ou un notable soulagement après une ou deux saisons passées sur le bord de la mer. Si l'on songe cependant à la manière dont on use de ces bains, on ne peut s'empêcher d'être surpris de leur vogue toujours croissante. Certaines personnes qui croient n'avoir besoin aucunement d'être dirigées en usent sans règle ni conduite, et s'étonnent ensuite de ne pas voir se réaliser les espérances qu'on avait pu leur faire concevoir. Au lieu de penser qu'elles peuvent être pour quelque chose dans l'insuccès du traitement, elles rejettent sur le moyen qu'on leur avait conseillé le tort qu'elles seules ont à se reprocher. Il faut donc que cette efficacité soit bien réelle pour que l'usage de cette médication ait résisté aux accidents que l'imprudence ou l'ignorance ne se sont point fait faute de multiplier.

Loin de moi cependant de considérer ce moyen de thérapeutique comme une panacée universelle. Jugés trop sévèrement par les uns, trop vantés par les autres, je crois qu'en rétrécissant le cercle des affections dans lequel ils peuvent rendre des services, les bains de mer seront toujours d'une utilité incontestable dans un grand nombre de maladies.

Je ne me suis point dissimulé, en entreprenant ce travail, la difficulté et l'étendue de la matière. Il y a peut-être même témérité à venir, après tant d'autres, explorer un champ tant de fois parcouru. Le besoin de m'éclairer, puisque j'aurai bientôt occasion de faire de fréquentes applications des bains de mer, me servira d'excuse si j'ai entrepris au-dessus de mes forces, et si je laisse incomplète l'histoire de cette médication, dont plus d'une fois j'ai ressenti les meilleurs effets.

Mais avant d'entrer en matière, il est bon, je crois, de faire connaître les conditions dans lesquelles j'ai pu observer, et les lieux sur lesquels j'ai puisé les connaissances qui me mettent à même de développer le sujet que je me suis proposé de traiter. Pendant tout le temps de mes études médicales, j'ai passé une partie de la belle saison à Mimi-

zan-les-Bains, petite localité des Landes, située sur les
bords du golfe de Gascogne, entre Arcachon et Biarritz.
Très-fréquentée par les habitants des Landes, cette plage
sablonneuse et légèrement accidentée réunit en partie les
avantages thérapeutiques divers que possèdent ses deux
voisines, où l'étranger vient plutôt chercher le plaisir
pendant la belle saison que demander un remède à ses
maux. Sur le rivage, le sable est assez solidement tassé
pour que le pied n'enfonce pas trop ; le niveau du fond
n'est exposé à changer que dans les circonstances excep-
tionnelles des grandes marées, et l'on peut en général
trouver assez d'eau pour prendre son bain debout, sans
courir le moindre danger. On sait que les plages de sable
sont celles où la mer conserve le mieux sa limpidité.
Mimizan-les-Bains offre, sous ce rapport, tout ce qu'on
peut désirer, sans qu'il y ait à craindre un sol mouvant ou
des inégalités de fond qui rendent la plage dangereuse.
On n'y trouve pas non plus, en général, de galets mobiles
qui peuvent blesser les pieds et rendre la station incer-
taine.

La plage, qui offre une direction presque rectiligne de
la Gironde à l'Adour, regarde le nord-ouest ; les vents ha-
bituels soufflent de l'ouest, du sud-ouest, et du nord-ouest ;
l'état hygrométrique y est assez élevé, néanmoins les
pluies et les bourrasques ne sont fréquentes qu'en au-
tomne ; les brouillards y sont rares, et l'atmosphère sur le
rivage n'est qu'exceptionnellement obscurci par la vapeur
d'eau qu'elle renferme. Ce fait, au premier abord, peut
paraître paradoxal ; mais il n'en est pas moins vrai et il a
son importance. Le climat est doux, car la température an-
nuelle est, sur ces côtes, d'après M. Dutroulau, de 12°,7 ;
la moyenne de l'hiver étant de 5°, et celle de l'été de
20°,6.

Quant à l'aspect général de la côte, c'est une succession

de plages plates et de dunes de sable interrompues à Mimizan par une petite baie dans laquelle vient déboucher une rivière qui porte le nom de *courant.* C'est un cours d'eau de 7 à 8 mètres de large environ à son embouchure, qui, après avoir traversé les forêts de pins maritimes qui couvrent les dunes, vient se jeter dans la mer non loin de l'endroit où sont construites les habitations. Mais là, point de marais comme dans l'intérieur du département des Landes ; point de ces marais fébrigènes par excellence, où l'eau douce se mêle à l'eau de mer, et sur lesquels insiste avec tant de raison M. Bouchardat, comme cause de la fièvre intermittente. L'eau coule claire et limpide sur un sable blanc, et va se perdre dans la mer en suivant un courant qui se dirige vers le sud.

Le rivage est dépourvu de végétation : du sable, des coquillages, quelques cailloux et des varechs apportés par la marée en forment le seul ornement. A 100 mètres environ s'élève une petite dune artificielle, créée par les travaux de l'administration des eaux et forêts, pour opposer une barrière à l'envahissement toujours croissant des sables rejetés par la mer. C'est sur cette dune que sont bâties les habitations qui forment la petite localité de Mimizan-les-Bains. De là l'œil embrasse d'un côté le spectacle grandiose de la mer, de l'autre il se promène agréablement sur les dunes recouvertes en grande partie d'immenses forêts de pins. Déjà sur cette dune littorale on commence à voir des traces de végétation : des joncs, vulgairement désignés sous le nom de *gourbet*, y croissent en quantité. On y trouve aussi quelques autres plantes de la flore marine, mais les arbres ne poussent que sur la pente Est de la colline, et encore sont-ils petits et rabougris. Il faut descendre dans la vallée qui sépare la dune littorale des premières dunes naturelles, pour trouver des arbres vigoureux et qui ne se ressentent que médiocrement de l'influence délétère qu'exerce sur eux le voisinage de la côte. Là on trouve d'immenses forêts de pins maritimes dont les émanations balsamiques se mêlent à l'air de la mer. J'attache une grande importance à ce mélange de l'air marin et de l'air résineux.

C'est cette circonstance, dit le docteur Faduilhe, dans sa thèse inaugurale, qui donne à Arcachon une supériorité si grande, dans bien des cas de phthisie, sur ses rivales de la Méditerranée. On sait que les balsamiques ont été depuis longtemps ordonnés contre la phthisie. Voici, je crois, l'origine de cette médication. Les médecins qui habitent le pays où l'on plante le pin maritime, n'ayant point remarqué de phthisiques dans les familles de ceux qui cultivent cet arbre, attribuèrent cette immunité à l'action des émanations d'essence de térébenthine qui se mélangent à l'air. Je ne crois pas qu'il soit rigoureusement exact de dire qu'on n'a jamais vu de phthisiques parmi les résiniers, mais les cas sont très-rares, et le fait même de cette rareté plaide suffisamment en faveur de l'action bienfaisante des balsamiques sur le poumon.

Est-ce à dire par là que je veuille envoyer sur cette côte tous les phthisiques et tous les catarrheux? Évidemment non. Mais lorsque la phthisie se montrera chez des individus d'un tempérament nerveux, lorsqu'elle revêtira la forme éréthique, je crois que conseiller un séjour prolongé dans des forêts de pins voisines de la mer, pendant la belle saison, serait faire de la bonne et saine thérapeutique; car on éprouve là une action tempérante, sédative très-marquée, à laquelle vient encore s'ajouter une autre action des balsamiques qu'on ne saurait méconnaître: je veux parler de leur action topique sur la muqueuse des voies respiratoires.

J'avais besoin d'entrer dans ces détails pour expliquer certaines indications thérapeutiques que l'on trouvera à la fin de ma thèse ; car la côte de *Mimizan-les-Bains* et ses voisines ne ressemblant pas plus à celles de la Manche qu'à celles de la Méditerranée, on aurait pu trouver extraordinaire quelques-unes de ces indications, et incriminer ce qui n'a besoin, je crois, que de l'expérience pour passer à l'état de vérité démontrée et irréfutable.

Voici le plan que j'ai adopté pour mon travail. Dans un premier chapitre, j'étudierai l'air et l'eau de la mer au point de vue physique et chimique. Dans un deuxième, je décrirai les effets physiologiques et thérapeutiques, produits sur l'organisme par l'air marin et les bains de mer froids. Enfin dans un troisième et dernier chapitre, je chercherai les indications aux bains de mer froids et au séjour sur une plage.

# CHAPITRE I<sup>er</sup>.

## DE L'AIR ET DE L'EAU DE LA MER.

1° *De l'air de la mer.* — De tout temps il a été renommé pour sa pureté, sa fraîcheur et sa salubrité. Aussi entre-t-il, à mon avis, pour une large part dans les résultats obtenus par l'usage des bains de mer. Parmi tous les moyens qu'emploie la nature pour se débarrasser des gaz délétères en général, et en particulier, de l'acide carbonique, qui est produit en si grande abondance par la fermentation et la putréfaction des matières végétales et la respiration des animaux, la végétation et l'action des eaux des fleuves et de la mer tiennent le premier rang. C'est ce que prouvent suffisamment les expériences de Buchan.

Outre la pureté de l'air, une brise qui vient du large chaque matin, et qui souffle de l'intérieur des terres chaque soir, contribue beaucoup à égaliser la température. Le vent qui vient de la mer apporte avec lui de petites particules salines, comme on peut facilement s'en convaincre en passant la langue sur les lèvres lorsqu'on a fait une promenade sur le rivage; les plantes qui croissent à quelque distance sont également salées; de plus, nous avons constaté, dans notre avant-propos, que les arbres naissent rabougris et ne poussent guère sur le rivage, tandis qu'ils prospèrent à quelque distance. L'air de la mer contient donc, de plus que l'air ordinaire, quelque chose dont les effets sur les plantes sont manifestes ; et l'homme qui vit sur le rivage doit nécessairement subir les influences de ce changement apporté dans l'élément de la respiration.

Si l'on ajoute à ces considérations les avantages qui proviennent de la présence d'immenses forêts de pins maritimes, comme sur les côtes des Landes et de la Gironde, on comprendra facilement que le séjour au bord de la mer puisse exercer une influence salutaire.

Nous dirons d'ailleurs, au chapitre *Physiologie*, quels sont les effets produits sur un individu sain qui arrive sur le rivage, nous réservant de mettre à profit ces connaissances à l'article *Thérapeutique*, *ou indications aux bains de mer.*

**2° *De l'eau de la mer*. —** Limpide et transparente sur le rivage, l'eau de la mer présente une belle couleur verte dans les vagues, et paraît bleue ou noirâtre au large, suivant que le temps est plus ou moins serein, et que l'endroit où on l'examine a plus ou moins de profondeur. Cette coloration, qui n'est qu'apparente, est due, comme on le sait, à la plus grande réfrangibilité des rayons violet, indigo et bleu dont l'ensemble produit le bleu d'azur.

L'eau de mer a une saveur salée et amère, due surtout au chlorure de sodium ; sa densité est plus grande que celle de l'eau ordinaire. Quant à sa température, elle varie comme celle de toutes les masses d'eau. D'après Gaudet, qui a étudié ses variations pendant dix années consécutives, aux mois de juillet, août et septembre, elle s'élèverait progressivement de trois ou quatre degrés en juillet, resterait stationnaire en août (presque indépendante des variations thermométriques de l'atmosphère, qui peuvent être de 7 degrés et plus dans la même journée ), et diminuerait en septembre, graduellement, comme elle avait augmenté en juillet.

Il est facile de se convaincre, quand on passe une saison au bord de la mer, que l'eau est plus froide le matin que le soir. A partir de midi il y a une notable élévation dans sa température, surtout lorsque la mer monte à ce moment-là, et qu'elle vient s'étendre sur une plage sablonneuse déjà chauffée par un soleil ardent. De là des indications pour l'heure où l'on doit prendre le bain, selon l'individu et le degré de stimulation que l'on veut obtenir.

Les analyses chimiques très-nombreuses qui ont été faites sur l'eau de mer, présentent des résultats fort variables. La raison en est facile à saisir : en effet, tandis qu'un chimiste analysait l'eau de la Manche, un autre expérimentait sur celle de la Méditerranée ; un troisième trouvait dans les eaux de l'Océan les mêmes substances sans doute, mais dans des proportions différentes de celles des deux premiers ; cela prouve simplement que les eaux de toutes les mers ne contiennent pas en même quantité les substances en dissolution.

Mais tous s'accordent à reconnaître que les principaux sels que renferment les eaux de la mer ont pour principe la soude, la potasse, la chaux, la magnésie, l'acide sulfurique et l'acide chlorhydrique, diversement combinés.

Les varechs, qui abondent sur les bords de l'Océan et qui renferment une notable quantité d'iode, ont fait penser, et avec raison je crois, que cette eau devait renfermer une petite proportion de ce métalloïde à l'état libre ou de combinaison.

Il n'est point fait cependant mention de ce corps dans les

analyses que j'ai pu consulter. De Marsigli, de Trévous, Usiglio, Schweitzer n'en parlent point.

Une autre substance, qu'on ne trouve pas dans la plupart des analyses chimiques, est celle qui est signalée par Bory de Saint-Vincent, sous le nom de *mucosités de la mer*. Cette substance organique des eaux de mer, dit le D$^r$ Roccas, est analogue aux substances coagulables des êtres vivants. Elle concourt à donner à la peau l'onctuosité légère qu'elle offre tant qu'elle est mouillée, effet que ne produisent ni les eaux de rivière ni les eaux potables. Cette substance est-elle une exsudation des algues, vient-elle des animaux et des végétaux morts, devenus liquides et solubles par la putréfaction? C'est ce qu'il est difficile de déterminer. Quoi qu'il en soit, elle se putréfie très-rapidement et devient la cause de l'odeur fétide que répand l'eau de mer abandonnée à elle-même dans un vase pendant quelques jours.

Je ne crois pas qu'on ait dit encore le dernier mot sur les substances que l'eau de mer tient en dissolution, mais je ne saurais admettre, avec quelques auteurs, que les propriétés magnétiques soient un des éléments les plus efficaces de son action thérapeutique. De telles assertions ont besoin d'être appuyées par une expérience rigoureuse pour trouver crédit, même auprès des gens les mieux disposés à admettre que les eaux de mer contiennent encore beaucoup d'éléments inconnus.

# CHAPITRE II.



## DE L'ACTION PHYSIOLOGIQUE ET THÉRAPEUTIQUE
## DES BAINS DE MER.

Comme l'air marin entre, à mon avis, pour une large
part dans les cures obtenues par les bains de mer, je com-
mencerai ce chapitre par l'étude de l'action physiologique
de l'air marin sur l'économie, de même que dans le chapitre
précédent j'ai placé l'étude de l'air avant celle de l'eau.

Lorsqu'on arrive au bord de la mer, on est vivement
frappé par un air frais que l'on aspire avec bonheur ; il
semble que l'on soit envahi subitement par un surcroît de
vitalité; la poitrine se dilate largement et semble s'agrandir;
des aspirations prolongées remplissent les poumons de cet
air pur dont ils paraissent avides ; l'hématose est activée
par ces inspirations profondes et larges ; de là un surcroît
d'énergie dans les fonctions respiratoires, qui viennent
ainsi réagir contre les pertes de chaleur que subit le corps
par le contact de l'air frais des bords de la mer. Telles
sont les sensations que j'ai souvent éprouvées à mesure que
j'approchais des côtes de l'Océan.

Mais les appareils de la respiration et de la circulation

ne sont pas les seuls à recueillir les bénéfices de l'action physiologique de l'air marin.

L'appareil digestif éprouve promptement son influence : ses fonctions sont activées, et l'on est surpris de la grande quantité d'aliments que l'on peut assimiler. Les fonctions sécrétoires se ressentent aussi du mouvement général. Le système nerveux seul ne m'a jamais rien offert qui mérite d'être signalé. Cependant le D$^r$ Roccas dit avoir observé plus d'une fois, notamment chez les enfants, une sorte de fièvre physiologique, le plus ordinairement éphémère, avec des troubles du système nerveux se rapportant tous à une forme unique d'exacerbation à l'excitation. J'ai vu aussi quelquefois une surexcitation assez vive et un malaise véritable produits le premier jour chez des personnes d'une santé délicate, d'une constitution faible ou très-nerveuse, par les effets physiologiques de l'air marin que je viens de décrire.

Quelque sensibles que soient ces effets, ils sont cependant loin de pouvoir être comparés à l'action physiologique des bains de mer froids. Tout le monde connaît les courageuses expériences faites par Bégin et Rostan pour étudier l'action des bains froids; du 12 au 20 octobre 1849, Bégin prenait neuf bains dans la Moselle, sous les remparts de Metz, à huit heures du matin, par une température qui varia du 2$^e$ au 6$^e$ degré du thermomètre Réaumur. Rostan, pour obtenir un résultat aussi positif que possible, s'est plongé dans l'eau à diverses températures : au commencement du mois de mars, dit-il, par un temps serein, frais et piquant, le thermomètre étant descendu à 0° dans la nuit, après avoir fait une course à pied qui avait provoqué la sensation d'une douce chaleur, mais qui n'avait pas provoqué la sueur, je me suis baigné dans la Seine dont l'eau était environ à +5. D'après la description qu'ils ont laissée, les effets primitifs produits par le contact de l'eau froide ont été à peu près les mêmes mais il n'en a pas été ainsi des effets secondaires ou consécutifs. Il est évident, en effet, que les prédispositions personnelles et un grand nombre d'autres circonstances peuvent faire varier les impressions ressenties et l'action physiologique; j'ai trouvé également des différences notables dans les descriptions des auteurs qui ont fait la même expérience sur les bains de mer froids. Ceci m'autorise à décrire les effets physiologiques des bains de mer tels que je les ai éprouvés; je ferai suivre cette description des différences et des particularités que j'ai trouvées dans les auteurs les plus accrédités qui ont écrit sur cette matière.

Lorsqu'on entre dans l'eau on éprouve ordinairement un saisissement général, voisin du malaise; malgré soi on est envahi par un frisson plus ou moins intense, avec engourdissement des extrémités. Une sensation de suffocation, de constriction du thorax, d'oppression à l'épigastre apparaît bientôt, et presque en même temps le visage pâlit, la peau prend un aspect rugueux et mamelonné, en un mot, on sent que le sang, abandonnant la périphérie, est refoulé vers le centre; la respiration est généralement anxieuse et ralentie; le pouls, plus petit qu'à l'état normal, diminue aussi de fréquence. Mais ces premiers effets, dont on peut d'ailleurs considérablement diminuer l'intensité en se jetant rapidement et tout entier dans la première vague que l'on rencontre en entrant dans la mer, ne sont pas de longue durée. Quelques secondes suffisent souvent pour amener une sensation de bien-être qui fait bientôt oublier la sensation pénible que l'on a d'abord éprouvée. La respiration devient alors large et profonde, la chaleur augmente, la peau se colore, le pouls est accéléré; enfin, on sent dans tout l'organisme une énergie et une vitalité qui invite au mouvement. Cet état dure plus ou moins longtemps, suivant que les vagues sont plus ou moins fortes, que l'individu est jeune et vigoureux, que l'on a plus ou moins l'habitude des bains de mer froids. Quoi qu'il en soit, après un temps plus ou moins long, on éprouve un second frisson : c'est alors le moment de sortir du bain. — Plusieurs fois il m'est arrivé d'être pris de céphalalgie assez violente qui durait une grande partie de la journée, pour n'avoir pas tenu compte de cette loi hygiénique.

Tels sont les effets immédiats ou primitifs du bain de mer froid, que j'ai eu souvent l'occasion d'observer sur moi ; mais il est bien évident qu'ils varient singulièrement, selon l'âge, la force, la santé et la constitution de l'individu. Ainsi, on voit les individus très-nerveux, ceux qui sont au moment d'une croissance rapide, ceux qui touchent à la vieillesse, les gastralgiques en particulier, être pris, en entrant dans l'eau, d'un froid très-vif : leur visage prend une teinte violacée, les traits sont violemment contractés, le frisson, qui disparaît par instants, réapparaît sans cesse : enfin on voit ces personnes, en proie à une angoisse qui dure tout le temps du bain, sortir de l'eau en claquant des dents et horripilant de tout le corps. Cet état dure quelquefois assez longtemps après le bain pour les inquiéter et les dégoûter d'une médication dont ils retireraient les plus grands bénéfices, lorsque cette réaction franche qui s'opère au contact du corps avec l'eau de mer viendrait à s'établir. On voit cependant quelques individus qui, en vertu d'une idiosyncrasie particulière sans doute (car on ne trouve chez eux aucun motif de contre-indication), ne peuvent pas supporter les bains de mer.

En général, l'habitude du bain fait que les phénomènes pénibles de l'impression première diminuent sensiblement, et finissent par disparaître à peu près complétement. C'est surtout chez les chlorotiques, dit M. Oré, que l'on voit combien l'habitude modifie la répugnance que les baigneurs apportent en arrivant. On peut, je crois, ranger les enfants dans la même classe.

Mais là ne se bornent pas les effets du bain de mer froid : leur action se poursuit après le bain. J'appellerai effets consécutifs les phénomènes que je vais décrire. — Pendant les premiers jours, on éprouve une lassitude générale plus ou moins marquée qui invite au sommeil; aussi, la nuit, est-il plus profond que de coutume; toutefois, on a vu l'insomnie et l'agitation persister trois ou quatre jours chez des enfants délicats, au début d'une saison. Mais cette sensation de lassitude, cette espèce de paresse du corps et de l'esprit, ne tardent pas à disparaître, et l'on voit alors le teint se colorer sous l'influence d'une plus grande vascularisation, et les phénomènes du collapsus nerveux faire place aux phénomènes contraires de l'état physique et moral; on trouve aussi quelquefois une surexcitation marquée des phénomènes nerveux chez les personnes prédisposées et chez les personnes névropathiques, une exagération de cet état; mais cet effet ne se produit habituellement que les premiers jours.

Un des phénomènes les plus constants au début d'une saison, c'est la congestion sanguine de la tête; son importance n'a échappé à aucun auteur sérieux. Les conséquences, en effet, peuvent être très-fâcheuses si l'on ne met à profit à temps l'avertissement donné par ce symptôme, lorsqu'il persiste pendant plus de cinq à six jours. D'anciennes douleurs peuvent reparaître dès les premiers jours; mais quelques bains de plus ne tardent pas à rendre au baigneur le calme et la tranquillité, et à dissiper des craintes qu'il avait conçues à tort. Quant aux affections chirurgicales, telles que la carie, vers le sixième ou le dixième bain la suppuration devient plus abondante, de meilleure nature, les parties molles voisines prennent un aspect meilleur, en un mot l'inflammation diminue. Les masses ganglionnaires également commencent à cette époque à diminuer de volume, et, avec elles, l'empâtement quelquefois si considérable des parties circonvoisines.

Mais à côté de ces phénomènes communs aux différents baigneurs, viennent s'en placer d'autres qu'il faut mentionner. J'ai parlé plus haut de la vascularisation périphérique; c'est surtout chez les enfants qu'on voit cette augmentation marquée; chez eux aussi on voit une plus grande irascibilité de caractère, une turbulence inaccoutumée. L'action irritante de l'eau de mer agit plus énergiquement chez certaines personnes que chez d'autres : ainsi, dans plusieurs circonstances, chez des individus qui prenaient un bain pour la première fois de la saison, j'ai vu apparaître des rougeurs par petites plaques, qui duraient à peine quelques heures pour apparaître de nouveau à chaque bain pendant les quatre ou cinq premiers jours. On a remarqué encore diverses éruptions, telles que prurigo, urticaire, furoncles, etc., etc.; quant aux désordres de l'appareil digestif, ils ne sont pas rares après le premier ou le second bain; mais ces troubles cessent rapidement, et l'on voit alors se développer et se régulariser simultanément les fonctions digestive, musculaire, nerveuse et circulatoire; dès lors, l'assimilation est plus active. Enfin, un dernier phénomène que j'ai trouvé mentionné en plusieurs endroits, et que j'ai éprouvé moi-même au moins deux fois, après le premier bain, c'est un accès pyrétique éphémère qui ne nécessite d'autre traitement qu'un ou deux jours de repos.

Tous ces effets physiologiques généraux ou spéciaux, plus ou moins marqués selon l'individu et suivant les circonstances, cessent d'être appréciables, ou tout au moins diminuent d'intensité après deux ou trois septénaires. Cependant il arrive quelquefois, et c'est alors une raison pour modifier la manière de prendre les bains ou même

pour les supprimer tout à fait, il arrive quelquefois, dis-
je, que ces effets persistent et produiraient des désordres
sérieux, au lieu d'amener une guérison toujours attendue
impatiemment par celui qui souffre.

Sans doute, les modifications qui se développent dans
l'organisme sous l'influence des bains de mer, se mani-
festent principalement pendant la saison que l'on passe
au bord de la mer ; mais il est parfaitement avéré, et ceci
peut servir à déterminer l'efficacité de l'action thérapeutique, que l'impulsion communiquée à l'organisme dans
son ensemble, et aux organes malades en particulier, se
fait encore sentir pendant longtemps après qu'on a quitté
la mer ; ceci est très-évident chez les scrofuleux, les
constitutions faibles, les santés délicates, qui ont besoin
de continuer le traitement plusieurs années de suite pour
jouir de ses bienfaits, et dont l'amélioration devient de
plus en plus durable à chaque saison. Les affections utérines, hystériques, et celles qui s'en rapprochent, fournis-
sent encore des exemples de cette action lentement
progressive, et qu'on pourrait appeler *tardive*, des bains
de mer.

Je ne crois pas qu'il soit nécessaire, comme l'a fait le
docteur Roccas, de reprendre ici les effets physiologiques
appareil par appareil ; l'exposé que je viens de faire suffit
pour donner un tableau assez complet de leur mode d'action. Je me résumerai donc en déduisant de l'étude que je
viens de faire les effets thérapeutiques qui sont le résultat
final que l'on veut obtenir.

Tonique et stimulant s'il est de courte durée, le bain de
mer froid sera seulement tempérant s'il est prolongé, pris
dans un climat doux, et à une température au-dessus
de 16 à 18 degrés centigrades. Ces effets, qui appartiennent en partie aux bains froids de rivière, reçoivent de
l'eau de mer un surcroît d'action. On a dit, et M. Gaudet

l'affirme dans son excellent ouvrage , que les sels marins
ne sont pas absorbés par la peau ; en cela , il est d'accord
avec la plupart de ceux qui ont expérimenté sur l'absorption par la peau ; j'ai assisté moi-même à quelques expériences faites par Réveil, et dont le résultat fut négatif.
Toutefois, si je ne puis pas affirmer l'absorption des sels
marins par la peau, malgré la sensation de picotement et
de chaleur ardente qu'on éprouve après un bain de mer,
ce qui n'a pas lieu après un bain de rivière, on me permettra de croire que certains principes de l'eau de mer
pénètrent dans l'organisme par quelque voie que ce soit ;
car M. Lefort a constaté dans les urines appartenant à
divers baigneurs, les uns malades, les autres bien portants,
que la proportion de chlorure de sodium était deux et
trois fois plus forte qu'à l'ordinaire ; de plus , on m'accor-
dera bien que les sels que cette eau contient agissent
encore par une action de contact, une sorte de salage,
qui, comme on le sait, a la propriété de raffermir et de
tonifier les tissus. La densité de l'eau de la mer étant plus
grande que celle de l'eau de rivière, agit par la pression,
et favorise ainsi le rétablissement de l'équilibre, troublé
par l'immersion dans l'eau froide, et la sensation de bien-
être se manifeste plus vite. Quant à la vague qui vient se
briser à chaque instant sur le corps, son action ne se borne
pas seulement à ajouter à la pression que l'on éprouve
pendant l'immersion : « C'est lui, dit M. Dutroulau, par-
lant du mouvement de la lame, qui fait paraître le bain
de mer si supérieur au bain de rivière, et qui imprime à
toutes les synergies une impression, une commotion en rapport avec sa force. Ce n'est pas là une action percussive,
ou révulsive, analogue à celle de la douche, comme
plusieurs le disent, c'est un balancement plus ou moins
fort, qui agite l'organisme et qui n'est bien supporté que
lorsque le corps est entièrement immergé. D'ailleurs, le

mouvement de la lame se faisant alternativement en sens inverse, met en jeu l'élasticité, en vertu de laquelle tout organe vivant, dévié momentanément de son rhythme normal, ne tarde pas à le reprendre, et le dépasse même quelquefois, proportionnellement au degré de la déviation. C'est une sorte de gymnastique qui fait opposition aux effets excessifs du froid. »

On ne pourra donc point refuser à la lame une bonne part des effets thérapeutiques des bains de mer, soit quand il s'agira de réveiller la vitalité engourdie, soit quand il sera nécessaire de résoudre certains engorgements, différents cas où la douche simple a été reconnue éminemment utile, quoique souvent insuffisante.

Enfin, tous ces éléments divers du bain de mer auront pour résultat une soustraction de calorique plus ou moins prolongée, le refoulement du sang de la périphérie vers le centre, et une réaction puissante qui ramène avec force et abondance le sang du centre à la périphérie.

# CHAPITRE III.



## INDICATIONS AUX BAINS DE MER.

Avant d'entrer dans les détails que comporte cette étude, je vais exposer quelques généralités. Et d'abord est-il indifférent d'envoyer un malade sur les bords de la Manche ou sur les côtes de la Méditerranée? Je ne le crois pas, et je suis en cela de l'avis de la plupart des médecins. Il faut tenir compte et de la personne, et de l'affection dont elle est atteinte. Je suppose un enfant d'une constitution délicate; il a eu déjà plusieurs rhumes tenaces qui se renouvellent avec la plus grande facilité. Le praticien prudent ne risque qu'en hésitant une cure de bains de mer. Évidemment dans de pareilles conditions il faudra diriger le jeune malade vers le sud, et ce ne sera que plus tard, lorsque sa santé raffermie le permettra, qu'on pourra lui conseiller de fréquenter les plages du nord où il trouvera des bains plus actifs et plus toniques, mais qui auraient peut-être été nuisibles au début.

Quant à la nature de la maladie, elle a aussi son importance ; qu'une personne en effet soit d'une constitution faible, et qu'elle ait des antécédents qui puissent faire craindre pour l'état de sa poitrine dans l'avenir, que l'état des forces soit alarmant, je crois que la meilleure station de bains de mer sera celle de Venise ou quelque station dont les caractères se rapprocheraient de celle-là. Si les forces ne sont pas trop altérées et que les voies respiratoires conservent encore une assez grande puissance de réaction, on pourrait choisir une plage océanique du midi de la France, Arcachon par exemple, qui jouit du privilége d'être à l'abri des vents de tous les côtés, et d'être situé dans le voisinage des forêts de pins, qui, sans cesse taillés, viennent lui apporter le concours bienfaisant de leurs émanations balsamiques. Il serait plus qu'imprudent d'envoyer de pareils malades sur les côtes de la Manche. Après les indications fournies par la personne et par la maladie, je parlerai en premier lieu de celles fournies par l'âge. De tous les âges, c'est certainement l'enfance qui retire les plus grands bénéfices *de la pratique de la mer*. Je dis pratique de la mer, avec Roccas, et non bains de mer, parce que ceux-ci ne conviennent pas à toutes les périodes de l'enfance, tandis que cet âge reçoit à peu près toujours de l'air marin une influence bienfaisante. Et en effet, je ne crois pas qu'il soit prudent de baigner à la mer un enfant au-dessous de deux ans; encore en est-il au-dessus de cet âge qui, quoique bien portants, ne peuvent pas supporter les bains froids. Mais ce sont surtout les enfants de tout âge, habitant les villes populeuses où, par hérédité ou par influence du milieu, ils s'étiolent et languissent, qui se trouvent bien d'une saison au bord de la mer. Quelques jours passés dans le milieu marin substituent à l'aliment vicieux de la respiration un aliment pur et fortifiant; des bains de mer pris dans une sage mesure et en observant les règles de l'hygiène trop souvent oubliées, produisent des effets surprenants, non-seulement dans la première et seconde enfance, mais encore à l'âge de la puberté, cette époque de lutte intellectuelle et organique, si difficile quelquefois à traverser. Il ne faudrait pas croire cependant que ce soit au début de la vie seulement, comme on l'a dit, que l'on bénéficie sensiblement des bains de mer. A l'époque des plaisirs énervants, des passions du cœur, à cette époque où l'homme est capable d'user sa vie dans l'excès du travail ou du plaisir, si les forces s'altèrent et menacent de détruire la santé, les bains de mer peuvent remonter l'énergie organique et agir très-efficacement. Combien de femmes, troublées par la vie nouvelle du mariage, ou fatiguées par des couches laborieuses ou répétées, trouvent dans la pratique de ces bains, les unes les modifications qui leur permettront de devenir mères, et les autres les forces nécessaires pour les soutenir contre les fatigues de la maternité. Quant à la vieillesse, elle fera bien en général de s'abstenir des bains; car si le jeune âge offre une prédominance de la circulation capillaire favorable aux réactions, dans la vieillesse, au contraire, il existe un embarras général de la circulation, commençant par l'amoindrissement du système capillaire, qui gênera souvent la réaction périphérique, et deviendra ainsi souvent une source d'accidents. Mais je ne crois pas qu'il faille penser de même quand il s'agit de séjour au bord de la mer; je crois même que cet organisme affaissé, et devenu plus impressionnable aux influences de l'hiver, trouvera un appui et un contre-poids dans ce bienfaisant milieu pendant la belle saison.

Je ne dirai qu'un mot des indications fournies par les tempéraments : c'est surtout au tempérament lymphatique et lymphatico-nerveux que conviendront le séjour sur les rivages et les bains de mer. En effet, on verra bientôt ces enfants à peau blanche, à chairs molles, dont les fonctions sont peu actives, que caractérise surtout une apathie profonde, prendre un teint plus coloré; leurs chairs deviendront plus fermes; ils seront plus remuants, plus vifs; et, ce qui est plus important encore, ils acquerront une résistance plus grande à l'égard des maladies auxquelles ils étaient auparavant le plus prédisposés. Sans doute une seule saison n'est pas ordinairement suffisante pour produire cette amélioration ; mais n'est-ce pas déjà beaucoup de pouvoir, avec le temps, atteindre le but désiré ?

Quant aux indications fournies par le sexe, je n'en parle, dans les généralités que je viens d'exposer, que pour mention, me réservant de traiter des effets des bains de mer sur la menstruation et sur la ménopause, lorsque je parlerai des maladies des femmes.

Ici s'est présentée pour moi une difficulté: fallait-il, à l'exemple de certains auteurs, passer en revue tout le cadre nosologique? Ce travail m'a paru au moins inutile ; car il y a un grand nombre de maladies pour lesquelles aucun médecin n'a jamais pensé à conseiller les bains de mer. Voici le plan auquel je me suis arrêté : dans un premier paragraphe, je traiterai de la scrofule et du rachitisme ; dans un deuxième, je m'occuperai des maladies des femmes, y compris la menstruation et la ménaupose, la chloro-anémie et l'hystérie ; en troisième lieu, je prendrai en un seul paragraphe toutes les maladies du système nerveux qui pourront recevoir quelque influence favorable de la médication qui nous occupe ; enfin, je traiterai successivement des maladies des voies respiratoires, digestives, de la peau et des affections chirurgicales.

§ 1<sup>er</sup>. *De la scrofule.* — Cette affection constitutionnelle, qu'on rencontre surtout dans l'enfance, n'est que l'exagération du tempérament lymphatique. « Tous les médecins ont dans leur clientèle, dit M. Oré dans son article sur les bains de mer (*Dictionnaire de médecine et de chirurgie pratiques*), de ces enfants au teint pâle, verdâtre, dont les yeux sont cernés, les paupières rouges et chassieuses. Ces enfants sont d'une extrême maigreur, ont l'air ennuyé, la démarche languissante ; d'autres, au contraire, ont la peau blanche et rose, des cils magnifiques, des chairs flasques, un peu bouffies ; leur aspect extérieur rappelle celui des chérubins. Malheureusement ce teint frais et rose, dont les mères sont quelquefois si fières, ne cache que trop souvent une constitution lymphatique, qui se décèle aux yeux des praticiens par d'imperceptibles nodosités que ces enfants présentent toujours sur les parties latérales du cou. La plupart de ces jeunes sujets ont au nez, aux lèvres, aux oreilles ou ailleurs, des éruptions dont la forme varie, mais qui sont toujours de nature strumeuse. L'affection scrofuleuse doit être mise au premier rang des maladies qui trouvent un remède efficace dans la médication maritime. C'est peut-être même la diathèse qui réclame le plus impérieusement l'usage des bains de mer chez les enfants et le séjour permanent de ces derniers sur les bords de l'Océan. Les enfants scrofuleux, tout le monde le sait, se reconnaissent à leur constitution délicate, à la beauté, à la transparence de la peau, à leur teint pâle et blafard. » A cette prédominance des tissus blancs, qui se traduit par les signes que M. Oré décrit dans le passage que je viens de citer, viennent s'ajouter la langueur de l'appétit, la fréquence des indigestions, le développement exagéré de l'abdomen, la vitesse et la variabilité du pouls, le retard de la croissance, et souvent l'apparition de quelque localisation plus ou moins grave. Chez les malades dont je viens de faire le tableau, les bains de mer ne tardent pas à produire de bons effets que l'œil peut suivre et voir progresser. La santé générale s'améliore peu à peu, et, après quelques semaines passées au bord de la mer, on peut déjà constater l'action très-efficace des bains, ainsi que le font remarquer tous les auteurs. « Les bains de mer, dit M. le professeur

Lebert, de Breslau, sont utiles dans les formes légères de scrofules, et combattent plutôt la diathèse scrofuleuse qu'ils ne constituent un moyen puissant de guérir les localisations graves. » Je citerai encore Trousseau et Pidoux qui, dans leur *Traité de thérapeutique*, préconisent les bains de mer comme un puissant moyen curatif dans la scrofule.

Il est évident qu'une diathèse comme la scrofule ne peut pas disparaître après une seule saison. Sans doute les effets secondaires des bains sont très-notables, et se poursuivent pendant plusieurs mois chez ces jeunes malades; mais il est souvent nécessaire de continuer le traitement plusieurs années de suite pour refaire la constitution et obtenir une guérison complète. Car sur ce dernier point je suis plus affirmatif que le professeur Lebert, m'appuyant principalement sur les résultats obtenus à l'hôpital de Berk-sur-Mer, où l'assistance publique envoie depuis quelque temps une partie des jeunes scrofuleux qui encombrent les hôpitaux de Paris. Il résulte des statistiques faites dans cet établissement que sur 400 enfants qui ont séjourné huit mois en moyenne sur le bord de la mer, 55 pour 100 ont été guéris, 20 pour 100 ont été améliorés, 3 pour 100 seulement sont morts. Quant aux 22 pour 100 qui restent, les uns ont été retirés prématurément en bonne voie de guérison par leurs parents; les autres, peu nombreux, ont été réintégrés dans les hôpitaux de Paris pour cause d'indiscipline. A la vue de ces résultats on ne peut nier l'action très-efficace des bains de mer sur la scrofule, et l'on s'étonne que M. Lebert se tienne sur la réserve lorsqu'il parle de cette médication. Il insinue en effet que les bains de mer agissent sur la diathèse scrofuleuse et non point sur les manifestations graves; cependant, lorsqu'il s'agira d'engorgements ganglionnaires d'un volume considérable, de carie des os, d'ulcères étendus, d'une de ces manifestations enfin qui annoncent une altération profonde de la constitution, je crois, que lorsque la période d'activité morbide sera passée, lorsque se montrera la phase de suppuration et d'élimination, les bains de mer seront un puissant auxiliaire pour aider cet organisme délabré à se refaire.

La période la plus avantageuse, dit le professeur G. Sée dans les *Annales de la Société d'hydrologie*, pour instituer le traitement des bains de mer chez les scrofuleux, est celle qui correspond à la période de réparation des os et de l'élimination des séquestres.

En dehors des manifestations habituelles de la diathèse scrofuleuse sur lesquelles les bains de mer peuvent avoir autant d'action que sur la diathèse elle-même, je citerai le mal vertébral de Pott, dont quelques auteurs mentionnent des cas de guérison qu'aucun autre moyen n'aurait pu donner.

L'eau de mer prise à l'intérieur à dose altérante complétera le traitement de la scrofule, lorsque le malade pourra la prendre sans répugnance.

Une autre maladie de l'enfance qui réclame impérieusement, le traitement marin c'est le rachitisme. Les uns ont une déviation de la colonne vertébrale avec des déformations osseuses correspondantes ; les autres ont une courbure des os longs très-accentuée, surtout aux membres inférieurs. Tous ont une constitution faible et languissante. Eh bien! il est avéré aujourd'hui que les bains de mer ont une action puissante sur ces états que l'orthopédie voudrait accaparer et réserver uniquement pour son domaine. Il est vrai qu'on ne peut compter sur la guérison de ces malades qu'après une pratique de la mer qui durera plusieurs années. Une gymnastique bien dirigée viendra ajouter à l'action bienfaisante des bains, qui agiront surtout au point de vue de la santé générale et des forces.

C'est dans ces cas, lorsque le sujet est en état de le supporter, qu'il est bon de prendre le bain dans un endroit où
la lame est forte. Il serait encore avantageux et l'on se
trouverait bien, je crois, dans les déviations rachidiennes,
de recevoir des douches d'eau de mer le long de la colonne
vertébrale.

Comme dans la scrofule, je prescrirai l'eau en boisson
pour aider l'action de l'air marin et celles du bain à la
lame.

§ 2. *Maladies des femmes.* — Les maladies de la femme
sont, après celles de l'enfance, celles qui réclament le plus
souvent des effets curatifs de l'action de l'eau de mer.

A l'époque de la puberté s'établit un nouvel ordre de
fonctions qui ont la plus grande influence sur l'organisa-
tion de la femme ; l'utérus, jusqu'alors imparfait et inerte,
s'éveille et se développe ; de ce travail intime résulte le
flux périodique.

J'indiquerai rapidement, d'abord les effets des bains de
mer sur la menstruation régulière, puis les diverses indications du traitement marin dans les troubles qu'elle peut
présenter.

*Menstruation : son établissement.* — Chez les personnes
bien constituées, la menstruation s'établit souvent sans
troubler l'économie ; mais il n'en est pas toujours ainsi :
on ne voit en effet que trop souvent, chez des jeunes filles
faibles et délicates, soit que l'enfance ait été maladive,
soit que la croissance, trop rapide, se manifeste au moment où la menstruation cherche à s'établir, un affaiblissement général avec maigreur, pâleur, quelquefois même
avec abattement moral ou tout au moins susceptibilité plus
grande du système nerveux.

C'est surtout dans ces circonstances que l'indication des

bains de mer est formelle. Si le temps le permet, on commencera, dès l'arrivée sur la plage, à prendre un bain; mais il doit être court, consister presque en une simple immersion, de façon à obtenir une réaction suffisante. La débilité est-elle trop grande, le temps trop mauvais, la vague trop houleuse, il vaudra mieux attendre une ou deux semaines ; le séjour sur le bord de la mer ravivera les forces, et lorsque la température sera plus douce, la mer plus clémente, alors on pourra sans inconvénient commencer le traitement ; l'habitude de la mer étant bien prise, les bains pourront être continués quelque temps qu'il fasse, à la condition toutefois qu'ils ne dépasseront jamais la limite extrême de cinq minutes. Ce traitement ne tarde pas à produire des effets favorables ; mais le résultat final, c'est-à-dire l'établissement de la menstruation, ne sera ordinairement régulier et complet qu'après deux et quelquefois trois saisons.

*Des effets des bains sur la menstruation.* — Le caprice du monde a, depuis quelque temps, on le sait, mis en vogue les plages de Trouville, d'Arcachon, de Biarritz ; aussi cette question des effets des bains de mer sur la menstruation acquiert-elle aujourd'hui une très-grande importance.

Faut-il croire avec quelques praticiens que les bains peuvent être continués pendant la période menstruelle ? Peut-on, sur quelques cas de femmes peu menstruées, qui ont continué à prendre des bains pendant leurs règles, et qui ont ainsi obtenu un flux périodique plus abondant, peut-on, dis-je, baser sur ce fait une règle générale établissant l'innocuité des bains pendant la menstruation ? Une telle loi serait, à mon avis, imprudente et pleine de dangers : dès qu'apparaît le sang menstruel, il faut suspendre l'usage des bains de mer ; si l'époque, souvent avancée de trois, quatre ou cinq jours se prolonge au delà du temps habituel, on peut sans inconvénient recommencer les bains avant la fin de la période, dès qu'est écoulé le nombre de jours que dure d'ordinaire cette fonction ; en général le bain arrête de lui-même l'excès menstruel.

Si le bain ne faisait que raviver l'écoulement périodique, on prescrirait un repos absolu.

Aux approches de l'âge critique, lorsque les règles sont devenues irrégulières, les bains de mer font quelquefois reparaître le sang périodique qui avait cessé depuis plusieurs mois, et parfois depuis plus d'une année. Cette action emménagogue de la mer est passagère et ne doit pas empêcher de continuer les bains lorsque l'indication en est nette et formelle.

*Ménopause.* — Je serai bref sur ce sujet, qui ne se rattache pas aux bains de mer aussi étroitement que les autres parties de l'histoire de la menstruation.

On connaît les dérangements plus ou moins marqués qui signalent d'ordinaire l'époque de la ménopause : cessation du flux menstruel, malaise, douleurs, engourdissement, et quelquefois, maladies et manifestations graves, d'où lui est venu le nom d'*âge critique*.

Les bains de mer, dans quelques cas, peuvent être utiles soit en rendant le corps moins sensible au froid, soit surtout en fortifiant les organisations débilitées par de nombreuses ménorrhagies antérieures ; inutile de dire que les bains seraient expressément contre-indiqués dans les quelques cas où les tendances pléthoriques se développent à cette époque.

Ainsi que nous l'avons dit plus haut, nous allons maintenant nous occuper des diverses indications du traitement marin dans les troubles que peut présenter la menstruation.

Ces troubles sont de plusieurs ordres ; ils surviennent en effet :

A. Lors de l'établissement de la menstruation;

B. Lors de la ménopause;

C. Dans l'intervalle $\left\{\begin{array}{l}\text{Ménorrhagie.} \\ \text{Aménorrhée.} \\ \text{Dysménorrhée.}\end{array}\right.$

**A. *Troubles de la menstruation lors de son établissement.*** — Des troubles de plusieurs sortes peuvent marquer l'époque de l'établissement d'une fonction aussi importante que la menstruation ; au premier rang figurent les troubles de la fonction menstruelle. Le médecin trouvera dans ces troubles divers, les mêmes d'ailleurs que ceux qui affectent la femme tant que durera cette fonction, une irrégularité et une intermittence qui donneront la plus grande prise à la thérapeutique ; le jeune âge des malades sera également une condition excellente pour la promptitude et la sûreté de la guérison.

J'ai indiqué précédemment quelles précautions devaient prendre les jeunes personnes délicates peu habituées à la mer.

**B. *Troubles de la menstruation lors de la ménopause.*** — Suivant le très-sage précepte d'Astruc, il faut toujours se défier des règles qui persévèrent après cinquante ans. Trop souvent en effet, ces prétendues époques sont symptomatiques d'affections organiques de l'utérus.

Ce genre de troubles ne peut être justiciable des bains de mer ; bien au contraire, le médecin devra toujours se souvenir qu'une perte de sang considérable réclame un repos absolu et l'abstention des bains.

Le traitement marin sera également contre-indiqué chez les femmes qui, perdant moins que de coutume, sont sujettes aux céphalalgies.

C. *Troubles de la menstruation dans l'intervalle de la puberté et de la ménopause.—1° Ménorrhagie.*—Ce trouble de la fonction menstruelle ne se présente pas toujours sous la même forme. Il y a ménorrhagie toutes les fois que l'écoulement sanguin dépasse les bornes de l'écoulement menstruel, ou lorsqu'il se produit hors des règles.

La ménorrhagie peut survenir à toutes les époques de la menstruation : le plus souvent, elle survient aux approches de l'âge critique ; après cet âge, elle est due à un cancer de l'utérus. Les jeunes filles et les femmes qui éprouvent ces accidents sont considérablement affaiblies : elles sont pâles, languissantes et peuvent à peine marcher; à cette débilitation viennent se joindre des signes de chloro-anémie : céphalalgie, gastralgie, exaltation de système nerveux.

Dans ces cas, les bains doivent être de cinq minutes au plus et la malade doit conserver le repos. On insistera sur l'usage des ferrugineux qui seront continués pendant la cure des bains, jusqu'à ce que les accidents soient définitivement enrayés.

Si la ménorrhagie n'a pour cause qu'une débilité générale due à une circonstance accidentelle .: convalescence, débilitation par maladie antérieure, l'effet des bains de mer sera des plus efficaces; seulement l'amélioration ne saurait être que progressive; pour être complète, elle a parfois besoin de deux saisons.

2° *Aménorrhée.* — Sous le nom d'aménorrhée, on comprend le retard, l'absence, la suppression ou la simple diminution des règles.

Différentes causes peuvent amener ces troubles de la menstruation, et nous avons déjà parlé de ces troubles au moment de l'apparition et de la disparition du flux menstruel. Dans l'intervalle, la suppression des règles peut être due à une maladie débilitante, à des accouchements nombreux et laborieux.

L'aménorrhée proprement dite, celle que combat avec le plus d'avantage la médication marine, — est due à des causes occasionnelles physiques ou morales : — 1° Action du froid, immersion du corps dans l'eau froide, chutes, indigestions, travail exagéré ; — 2° Émotions, peurs, insomnie, etc.

Il est facile de comprendre que l'efficacité des bains de mer sera d'autant plus grande que l'affection sera plus récente et que l'organisme en aura moins souffert.

N'y eût-il dans certains cas aucune chance de voir les règles revenir, encore devrait-on, dans l'intérêt de la santé générale, prescrire les bains de mer. La céphalalgie, la dyspepsie, les palpitations, les douleurs de reins, de l'hypogastre disparaissent dès que les règles ont reparu.

3° *Dysménorrhée*. — La dysménorrhée est une difficulté plus ou moins douloureuse de la menstruation avec tendance à l'hémorrhagie périodique.

On a distingué deux sortes de dysménorrhée, — l'une nerveuse, se traduisant par l'irritabilité du système nerveux, des éructations, des flatuosités, de la constipation, des hypersécrétions, de la constriction convulsive de la vulve, phénomènes qui se tempèrent à l'apparition des règles ; — l'autre, congestive, s'accompagnant de symptômes de congestion vers les organes.

Dans ces deux cas les bains de mer sont éminemment utiles, et ramènent souvent la fonction périodique à son état normal.

Il faudra les administrer de manière à produire de faciles et bonnes réactions, c'est-à-dire très-courts pour les personnes délicates ; — un peu plus longs pour les personnes plus robustes : dans tous les cas, il ne faudra pas dépasser huit à dix minutes.

Cependant on ne doit pas laisser ignorer que les effets des bains de mer sont loin d'être constants dans le cas de dysménorrhée ; souvent la médication marine ne fait qu'exaspérer les crises nerveuses ; aussi doit-elle être, dans ce cas, temporairement ou définitivement suspendue.

A cet exposé des troubles de la menstruation se rattachent la chlorose et l'anémie, que je réunirai dans un même article, bien qu'elles constituent pour certains auteurs deux affections distinctes.

4° *De la chloro-anémie.* — On connaît les caractères de l'anémie, et je n'ai pas besoin de les décrire. — L'anémie, quand elle existe seule, ce qui est le cas le plus rare, est une affection caractérisée par l'appauvrissement du sang qui se rencontre quelquefois chez les enfants, souvent chez la jeune fille et chez la femme. Le plus souvent, elle est consécutive aux pertes de sang et aux maladies graves.

Les bains de mer, associés à une médication tonique, seront ici d'une utilité incontestable. — L'indication est ici formelle ; il faut seulement graduer le moyen et en approprier l'emploi à la diversité des cas qui se présentent.

A-t-on à traiter un enfant ? Le bain sera de courte durée et ne devra jamais dépasser quatre à cinq minutes ; — si l'excitation est trop forte, les bains seront prescrits tous les deux jours.

Dans les cas de grande faiblesse musculaire, ainsi que l'a conseillé M. Gaudet, on joindra aux bains de mer l'action de la douche en arrosoir dirigée sur le rachis et les membres.

On suivra les mêmes indications pour la jeune fille et pour la femme.

Les premiers effets des bains se traduiront par l'augmentation de l'appétit, l'amélioration des digestions et le développement progressif des fonctions nutritives; — de là, coloration du teint, surcroît d'appétit, accroissement des forces assimilatrices.

Chez les adultes, les transformations ne sont pas, il est vrai, si extraordinaires que chez les enfants; mais les bons résultats des bains de mer n'en sont pas moins très-dignes d'attention.

La chlorose (*pâles couleurs, cachexia virginum*) est une maladie souvent liée à un trouble de la menstruation, et caractérisée par des désordres variés de la nutrition et de l'innervation *avec appauvrissement du sang et décoloration des tissus*. De là, la chloro-anémie.

« Sur trente chlorotiques que j'ai observées depuis 1857, dit M. Roccas, dix fois la chlorose était simple; douze fois elle était compliquée de maladies de l'utérus; quatre fois de névralgies diverses; deux fois d'affaiblissement, suite de couches; une fois de rhumatismes; enfin une fois de toux et d'amaigrissement. »

Suivant le même auteur, les bains de mer, pris dans les conditions ordinaires, sans précautions spéciales, avec le soin seulement de les prescrire plus courts aux personnes très-délicates, donnèrent à la fin de la saison des résultats satisfaisants.

Chez les jeunes malades dont la chloro-anémie se complique d'état nerveux ou de névralgies, les résultats ne sont pas, à beaucoup près, aussi brillants. — Néanmoins, le bruit de souffle doux qui se fait entendre pendant la diastole dans les artères superficielles, et que M. Bouillaud a désigné sous le nom de bruit de diable, ne tarde pas, en général, à disparaître en même temps que le souffle que l'on perçoit à la base du cœur, ce qui prouve tout au moins que le bain n'a pas été inutile.

5° *Déplacements de l'utérus.* — Dues la plupart du temps à plusieurs couches rapprochées, ou à quelque accouchement laborieux, ou à quelque avortement, les flexions ou versions totales ont nécessité l'emploi de remèdes très-divers. — Tous ont pour but de modifier l'élément locomoteur en donnant aux ligaments de l'utérus plus de fermeté. Ainsi agissent aussi les bains de mer, comme les eaux sulfureuses et les médications toniques.

Dans les cas d'abaissement simple, la médication marine sera très-facilement supportée.

Dans les cas de déviation, il est essentiel de veiller aux premiers bains et de les suspendre aussitôt que se montre le moindre signe d'excitation ; on devra bien se garder, comme le conseillent certains praticiens, de prescrire deux bains dans la journée. — En effet, on doit se rappeler qu'on cherche à obtenir, en même temps qu'un effet local, un effet général pour lequel vingt-cinq, trente bains sont plus que suffisants.

6° *Engorgements et ulcérations du col utérin.* — Dans ces affections consécutives, soit à l'avortement, soit à des couches laborieuses, soit à des excès de coït longtemps prolongé, soit même à de simples dérangements dans la menstruation, on trouve souvent des indications des bains de mer.

Affaiblies par la maladie, énervées par l'oisiveté des grandes villes, ces malades, alors même que l'affection locale a entièrement disparu, restent toujours faibles et souffrantes. Ces sortes d'affections demandent, de la part du médecin qui veut les traiter par les bains de mer, une prudence et une attention de tous les jours. — Le plus souvent c'est l'abus et non l'usage qui est nuisible.

Au début, on prescrira des bains courts, cinq à six minutes au plus, par une mer calme, et dans un endroit où la vague moelleuse viendra, pour ainsi dire, effleurer la surface de l'eau. Quelquefois la leucorrhée reparaît, les douleurs péri-utérines se réveillent. Malgré le redoublement de ces symptômes, il ne faut pas interrompre la cure ; si toutefois les phénomènes de douleur locale ou d'écoulement sanguin devenaient trop intenses, il serait nécessaire d'avoir recours aux émollients.

7° *Leucorrhée.* — La leucorrhée s'observe chez les jeunes filles ou les jeunes femmes chlorotiques. Le tempérament lymphatique à lui seul constitue une prédisposition. La maladie locale est accompagnée de douleurs siégeant surtout dans le voisinage, à l'hypogastre, dans les régions iliaques ou lombaires. Les désordres variés que l'on observe, langueur, pâleur, chairs molles et flasques, palpitations, gastralgie, appartiennent la plupart du temps aux altérations de la santé générale.

Contre cette affection, on prescrira des bains de mer très-courts d'abord, en augmentant leur durée jusqu'à huit à dix minutes d'immersion.

Le traitement agit surtout en améliorant les diverses fonctions et en restaurant la santé générale.

8° *Stérilité.* — De temps immémorial, les accoucheurs ont pour habitude d'envoyer aux bains de mer les femmes qui, bien qu'elles n'aient point de maladies de l'utérus bien accusées, n'ont pas d'enfants après plusieurs années de mariage. Quelques auteurs ont cité des cas de guérison assez concluants, mais il sera toujours très-délicat de dire quelle a été la part des bains de mer dans ces prétendues cures merveilleuses de la stérilité. Aussi, sans vouloir pénétrer trop avant dans cette étude, il me suffira de faire remarquer que, très-rare chez l'homme, où elle dépendrait d'altérations, soit des organes excréteurs ou des conduits, soit du liquide prolifique lui-même, la stérilité est d'une fréquence relative beaucoup plus grande chez la femme.

Lorsqu'elle résulte d'une maladie de l'utérus, on comprend qu'en guérissant celle-ci, l'état atecnique disparaît. De même la stérilité qui est sous l'influence de la chloro-anémie, sans lésions utérines, peut céder à l'action des bains de mer ; mais ne faut-il pas aussi tenir grand compte, dans ce cas comme dans tous les précédents, du changement de régime, d'air et d'habitudes?

9° *De l'hystérie.*—Enfin une dernière maladie presque spéciale à la femme, l'hystérie, doit être rangée parmi les affections dans lesquelles les bains de mer ont une action favorable. Quelque variées que soient les formes de cette bizarre maladie, elle est due le plus souvent à un état de faiblesse, et c'est surtout dans la chlorose qu'on voit apparaître ces crises nerveuses, ces vapeurs qui constituent des souffrances réelles. Il est évident que dans ce cas, des immersions de courte durée rendront de grands services. Mais dans la forme convulsive il n'en sera pas toujours ainsi ; car la plupart du temps les crises deviennent de plus en plus violentes et rapprochées, et il ne faut pas hésiter alors à suspendre et même à cesser complétement l'usage des bains froids. Le praticien devra donc surveiller la malade avec le plus grand soin, puisque les effets immédiats de la médication peuvent fournir d'un jour à l'autre une indication plus formelle ou une contre-indication absolue.

§ 3. *Maladies du système nerveux.* — Je ne consacrerai pas à ce paragraphe l'étendue que comporterait son importance, parce que les détails précis et sérieux me manquent et qu'il faudrait, je crois, une longue observation pour indiquer avec certitude quelles sont les affections nerveuses qui sont justiciables des bains de mer. Je me contenterai donc de rapporter rapidement ce qu'en disent les auteurs les plus autorisés, et notamment M. Dutroulau dont tout le monde connaît la compétence en pareille matière. « La diathèse caractérisée par des symptômes névralgiques superficiels et mobiles, mais sans éréthisme prononcé, dit-il, se modifie sensiblement par l'influence d'une cure de bains à la lame poussés progressivement jusqu'à une durée qui en rende l'action sédative sans diminuer les forces générales. » Les névralgies, qui à la longue altèrent la constitution, reçoivent quelquefois une modification favorable de la pratique de la mer. Des bains courts et à réaction vive, pris au milieu des vagues, amèneront de bons résultats dans les névralgies anciennes de la cinquième paire qui sont les plus communes et qui produisent de la faiblesse, de l'amaigrissement, de l'anorexie, de la tristesse et de l'abattement moral. C'est surtout dans ce cas que le malade devra s'entourer de précautions et ne pas marcher au hasard et sans conseil s'il ne veut pas s'exposer à des accidents ; car lorsqu'on est atteint de cette affection, on est en général d'une extrême sensibilité aux vicissitudes atmosphériques ; le froid, les courants d'air doivent être évités avec soin, et ce n'est qu'après un acclimatement de quelques jours qu'il faut commencer la cure en choisissant les heures les plus chaudes de la journée pour prendre le bain. Les névralgies sciatiques anciennes seront aussi quelquefois modifiées ou guéries par l'usage longtemps continué des bains de mer ; mais, comme dans le cas précédent, il faudra éviter avec soin l'action du froid prolongé. Tous les auteurs sont d'accord pour indiquer les bains de mer dans les maladies convulsives et principalement dans la chorée. Récente ou ancienne, cette maladie reçoit de ce moyen thérapeutique une influence bienfaisante, plus favorable cependant lorsqu'on commence le traitement au début des accidents. En général l'action curative est plus prompte et plus efficace chez l'adulte que chez l'enfant, bien que celui-ci retire toujours un bénéfice de ce moyen thérapeutique qui modifie sa constitution.

Les paralysies diverses, alors même qu'elles se lient à des hémorrhagies ou à d'autres lésions du centre et des troncs nerveux, sont aussi modifiées favorablement, dit M. Dutroulau. Mais je crois que, contre toutes les paralysies, les douches sont beaucoup plus utiles que les bains ; dans tous les cas, elles sont plus praticables. On a coutume aussi d'envoyer au bord de la mer des malades atteints de troubles cérébraux, tels que vertiges, faiblesse de mémoire, inaptitude au moindre travail intellectuel ; il est évident que tous ces symptômes doivent coïncider avec la faiblesse nerveuse ou l'anémie pour que le bain de mer produise le résultat demandé en ranimant l'énergie des centres nerveux. M. Roccas rapporte plusieurs observations de ce genre.— J'en reproduis deux textuellement.

OBS. 1ʳᵉ. — En 1859, on envoie à Trouville, non point pour s'y baigner, mais pour y séjourner en toute saison, près de la plage, et faire des promenades en mer le plus souvent et le plus longtemps possible, un homme de quarante ans environ, d'une bonne constitution, d'un tempérament nerveux, qui, à la suite d'excès longtemps continués, est arrivé depuis plusieurs années à ne plus pouvoir s'occuper d'aucune affaire, pas même à écrire, ni même à lire ; de plus, il est sujet à des *vertiges nerveux* très-intenses et si rapides, que parfois il tombe par terre. Une circonstance curieuse à noter, — c'est le malade lui-même qui nous en fait la remarque, — c'est qu'à terre le malade est pris parfois d'un malaise siégeant surtout à la tête et à l'estomac et qu'il compare au mal de mer ; lorsqu'il est en mer, au contraire, il n'éprouve jamais de trouble semblable ; sa tête se dégage ; en un mot, il ne se trouve jamais mieux que quand il est balancé par les flots.

La prescription est suivie avec un soin scrupuleux ; les froids les plus vifs n'empêchent pas les promenades en mer ; par une trop forte houle, le malade se promène ou sur les jetées ou le long de la plage.

Au bout d'une année de cette médication, le malade éprouve un mieux sensible : les vertiges s'éloignent et de plus sont beaucoup moins intenses ; il commence à pouvoir lire, mais ne peut encore écrire.

Au bout de deux ans, fin 1861, — le malade paraît entièrement guéri. Il peut non-seulement lire et écrire, mais encore s'occuper d'affaires. Bien plus, il a pu pendant plusieurs mois quitter le bord de la mer sans inconvénients pour sa santé, ce qui, malgré la gravité et la longue durée de la maladie, permet de pouvoir compter sur l'avenir et sur la réalité d'une complète guérison.

Obs. 2. — Madame X., d'une constitution délicate, d'un tempérament lymphatico-nerveux, âgée de 24 ans, a eu deux couches successives fort rapprochées. — Au moment de son arrivée à Trouville, sa seconde fille a dix mois environ. — C'est depuis sa seconde couche que madame X. se trouve dans un grand état de faiblesse générale, et qu'en outre elle a parfois de véritables vertiges nerveux.

Elle arrive au bord de la mer vers le 15 mai 1861, — se contente de respirer l'air marin, et déjà au bout de trois semaines, elle se sent manifestement mieux. L'appétit a sensiblement augmenté ; les forces reviennent aussi, — les vertiges deviennent plus rares et moins intenses ; mais il y en a encore quelques-uns.

Vers le 10 juin, madame X., sur ma prescription, se

met à prendre des bains à la mer qu'elle continue jusqu'au 8 juillet, moment de son départ. Les bains lui ont parfaitement réussi, car au moment de son départ les vertiges ont tout à fait cessé et sa santé générale .s'est complétement raffermie.

Je dirai enfin, en terminant ce paragraphe, que tous les auteurs sont très-réservés sur les indications fournies par les maladies mentales. J'imiterai leur réserve prudente, n'ayant pas de faits à produire, sur lesquels je puisse m'appuyer pour juger de l'opportunité de l'application de la médication marine dans ces maladies.

§ 4. *Maladies des voies respiratoires et digestives.* — Il est évident qu'il ne peut être ici question des maladies aiguës des voies respiratoires, qui sont une contre-indication formelle à ce genre de traitement. C'est donc dans les formes chroniques de ces maladies que l'air et le bain de mer pourront être employés avec succès. Je citerai d'abord le catarrhe bronchique, sans réactions vasculaires, chez les enfants très-lymphatiques : l'asthme intermittent, sans expectoration abondante, dans lequel le bain de mer produit de plus longues périodes de repos et permet le sommeil. On comprendra aussi que des gens sujets à s'enrhumer tous les ans, au commencement de l'hiver surtout, passent une saison aux bains de mer pour combattre cette fâcheuse prédisposition. Il est bien entendu que, vu leur état, ces personnes devront s'entourer des plus grands soins et suspendre l'usage des bains dès qu'il surviendra un abaissement de température. M. Dutroulau cite à propos de suppuration pulmonaire le cas d'un abcès, suite de gangrène, qui après avoir résisté au traitement des eaux minérales, a été guéri par les bains de mer. Presque tous les auteurs sont d'accord pour défendre la pratique de la mer dans la phthisie confirmée. Voici ce qu'en dit Buchan : « Personne ne penserait à envoyer un homme atteint de phthisie pulmonaire prendre des bains de mer. Cependant si l'on fait attention qu'il existe entre une espèce de phthisie et l'état scrofuleux une connexion intime, et qu'en outre, la délicatesse et la pâleur luisante de la peau, qui sont les indices particuliers de la disposition à la phthisie, peuvent être changés par l'usage des bains d'eau salée continués pendant quelque temps, on conviendra que cette pratique, dirigée par un médecin prudent, peut être indiquée avec quelque raison comme un préservatif de cette trop fatale maladie. » Quelque sages que puissent êtrc ces conseils, les expériences faites à Arcachon m'autorisent à penser qu'il est encore bien des cas de phthisie qui au début peuvent se modifier et même guérir aux bains de mer, sur les côtes du midi et du sud-ouest de la France, surtout si comme à Arcachon et bien plus encore sur les côtes dont j'ai parlé au commencement de ma thèse l'influence des balsamiques vient s'ajouter à celles de l'air et de l'eau de la mer. Toutes les formes de phthisie ne s'en trouveront pas bien sans doute, et il en est pour lesquelles Pau, Nice, Venise, les îles de Madère et d'Hyères sont préférables. Mais lorsque cette maladie revêtira la forme éréthique avec prédominance du tempérament nerveux, je crois qu'on se trouvera fort bien de choisir une plage bordée de pins maritimes. Le docteur Faduilhe cite un grand nombre de cas de guérison et le sien en particulier obtenus à Arcachon. Déclaré phthisique par les médecins de l'hôpital de Bordeaux, où il commençait alors ses études médicales, il a passé deux années entières dans cette station de bains, et en est sorti guéri ; car il ne conserve plus, dit-il dans sa thèse, aucune crainte sur l'état de sa poitrine. De tels faits prouvent évidemment qu'il ne faut pas être aussi absolu que le sont certains médecins qui interdisent toujours la pratique de la mer dans la phthisie.

Si l'on songe maintenant à l'action physiologique puis-

sante qu'exercent sur les fonctions digestives l'air et l'eau
de la mer, on ne sera pas étonné de voir que l'appareil
digestif fournit son contingent aux indications des bains de
mer. La dyspepsie sous toutes ses formes en retire de
grands bénéfices; mais il faut avoir bien soin de ne pas
satisfaire immédiatement l'appétit qui augmente chaque
jour à mesure que la guérison avance, si l'on ne veut pas
s'exposer à voir survenir des troubles du tube digestif, qui
nécessitent la suspension de la cure. Si l'on use de ces précautions, on verra ordinairement les fonctions se rétablir
en peu de temps; la digestion se faisant mieux, l'organisme assimilera davantage et le sang recevra ses principes
constituants en plus grande abondance. En un mot l'état
morbide étant détruit la santé générale se rétablira rapidement.

Les engorgements de diverses natures ayant leur siége
dans les glandes et les viscères abdominaux peuvent aussi
êtres modifiés par les bains de mer froids et l'eau en boisson
à dose altérante, pourvu, dit M. Dutroulau, qu'ils ne s'ac-
compagnent pas de réaction vasculaire.

§ 5. *Maladies de la peau.* — La forme aiguë des affections cutanées non-seulement ne réclame pas, mais encore
interdit l'usage des bains de mer.

Mais ils peuvent être employés très-avantageusement
pour des sujets dont les maladies de la peau tiennent à la
prédominance du tempérament lymphatique, et principalement lorsqu'elles sont arrivées à une période avancée.
Cette cause des maladies cutanées est une source fré-
quente d'indication du traitement marin. C'est surtout
dans les formes chroniques qu'affectent ces maladies qu'il
doit être employé, mais encore ne faut-il pas en user in-
distinctement.

Certaines formes ne persistent qu'à cause de l'influence

prépondérante d'un mauvais état de la santé générale, d'un état cachectique, par exemple : tels sont les cas de pemphigus dont parle M. Gaudet dans son remarquable ouvrage (page 330), et qui furent guéris par l'usage simultané des bains de mer et d'eau de mer en boisson.

M. Roccas, dans son Traité pratique des bains de mer et de l'hydrothérapie marine, cite encore le cas d'une jeune fille de cinq ans, qu'on a amenée pendant trois saisons prendre les bains de mer pour un pemphigus qu'elle avait depuis deux ans et dont les éruptions fréquentes étaient très-douloureuses aux mains et aux pieds. A partir de la deuxième année, les éruptions furent bien moins fréquentes et bien plus discrètes. Enfin la troisième, sous l'influence d'un mieux très-prononcé dans l'état général, l'éruption pemphigoïde n'a plus reparu.

Certaines formes d'eczéma cèdent peu à peu à l'usage des bains de mer et arrivent à une guérison complète. Les eczéma qui occupent de larges surfaces, sont plus tenaces, et exigent des doses plus considérables de bains et d'eau de mer en boisson; la guérison peut arriver cependant, mais elle se fait très-longtemps attendre.

M. Gaudet a vu un herpès préputialis qui n'avait pu supporter les bains de sous-carbonate de potasse sans en être irrité, guérir à la suite d'une saison de bains de mer ; et il put, l'année d'après, constater la persistance de la guérison.

Sur deux cas d'acné rosacea soumis à l'observation de M. Roccas, le premier a cédé à l'effet d'une saison de bains de mer. Dans le second, le malade s'étant découragé avant même d'être arrivé à une demi-saison de bains, le résultat obtenu a été peu marqué.

M. Gaudet n'a pas été aussi heureux dans les cas d'acné rosacea qu'il a observés; mais il avait peut-être affaire à cette forme spéciale dont on fait souvent une espèce à part sous le nom de couperose.

Dans son Traité des maladies de la peau, M. Devergie recommande encore les lotions d'eau salée pour la plupart des formes de cette maladie.

Enfin on a vu les bains de mer avoir une influence bienfaisante sur l'impetigo, la teigne faveuse, le lichen, le prurigo, l'icthyose et le pityriasis capitis.

D'après le professeur Lebert, une des indications les plus formelles de la pratique de la mer dans les maladies de la peau, consiste dans l'emploi de ce moyen après la guérison des affections cutanées, pour empêcher les recidives. Il dit en effet, dans son Traité des maladies scrofuleuses (page 252): « Les bains salés conviennent surtout après la guérison des éruptions pour empêcher les rechutes ; ils ont en même temps une action salutaire sur l'ensemble de la constitution. »

Pendant la saison des bains de mer, on voit le visage des baigneurs, qui était parsemé de lamelles furfuracées, si communes à tout âge, se nettoyer sous l'influence des bains et reprendre une netteté parfaite.

D'une façon générale, les bains de mer produisent une amélioration notable des fonctions de la peau, en même temps qu'ils améliorent les conditions générales de la santé et aussi la force de résistance de la peau contre les influences atmosphériques.

Il est enfin une classe de maladies, les affections chirurgicales, qui trouvent dans les bains de mer une médication que nulle autre ne pourrait remplacer. L'action topique de l'eau de mer et son action détersive et reconstituante se font rapidement sentir principalement dans les lésions osseuses chroniques, dans les maladies chroniques des articulations, dans les difformités, suite de fractures ou de simple entorse qui laissent après elles de la faiblesse des membres ou même de la claudication. Il est aisé de comprendre que la faiblesse sans gonflement persistant dans une articulation qui a été le siége d'une entorse recevra des bains de mer une action d'autant plus favorable qu'on agit en même temps sur la santé générale. Dans la nécrose des os longs en particulier, les bains de mer accéléreront l'élimination des séquestres et imprimeront aux parties voisines une activité fonctionnelle plus grande. Les plaies, quelque irrégulières qu'elles soient, se détergent sous l'influence des lotions ou de simples immersions ; leur mauvais aspect disparaît, et une réunion cicatricielle est ordinairement le résultat du traitement.

Telles sont les indications fournies par l'étude physiologique des bains de mer. J'ai dû le plus souvent, dans ce dernier chapitre, m'appuyer sur les auteurs les plus accrédités, et accepter sans contrôle leurs résultats, dans la plupart des cas, en attendant que la pratique me permette de vérifier par moi-même ce qui a été écrit sur cette matière.

Paris. — Imprimé par E. THUNOT et Cᵉ, 26, rue Racine.

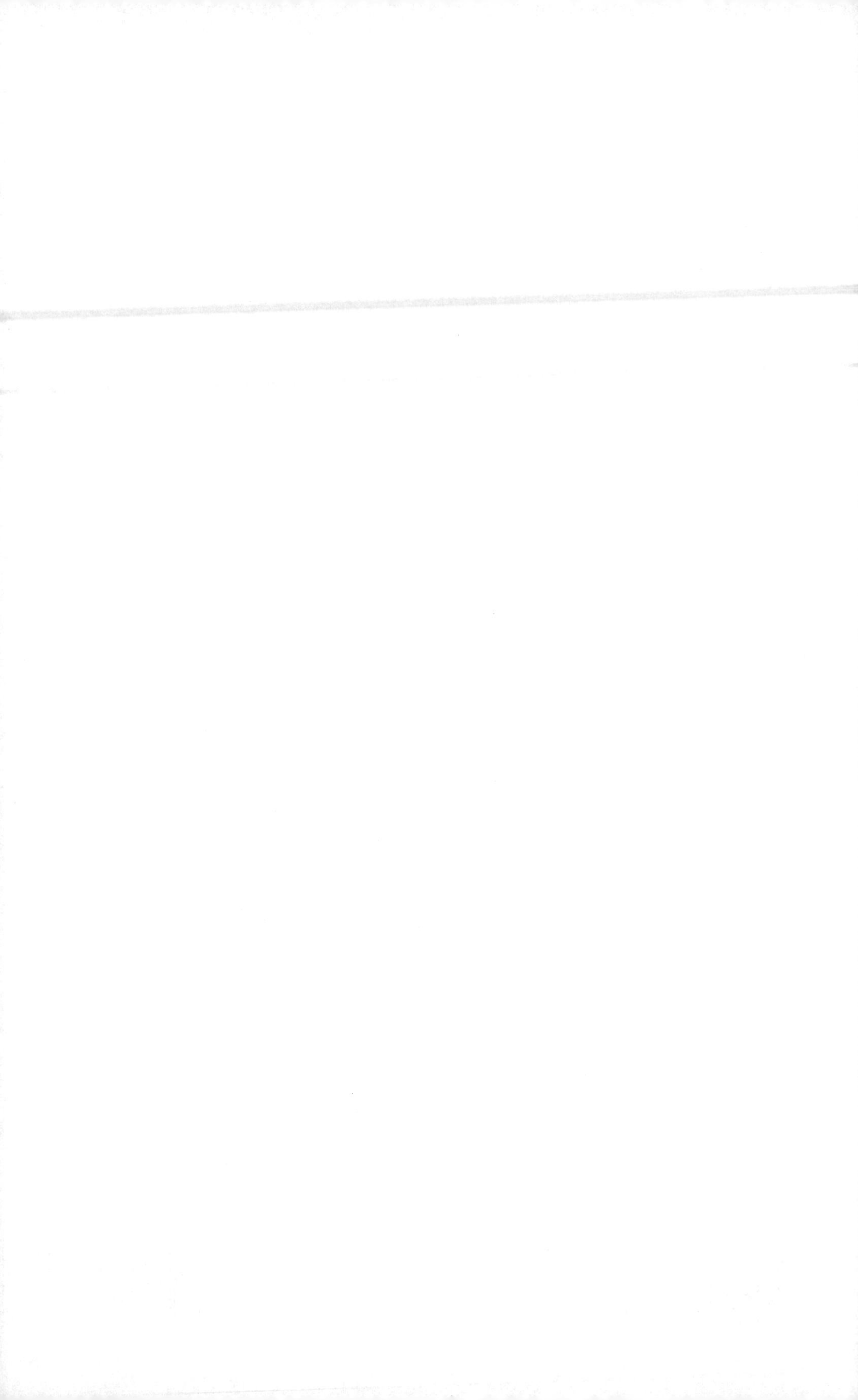